Porra de Próstata

Uma historia real

© 2022 Gregorio Chenlo (@arquiteutis)

Gregorio Chenlo Romero (gregochenlo.blogspot.com)

Notas (v1):

Conteúdos

Porra de Próstata: uma historia real Pag:

Dedicação	5
Introdução	6
Outros títulos do autor	9
Copyright	11
Para quem é este livro?	13
O que é e o que não é este livro?	15
O problema	17
Os sintomas	19
Vida com problemas	22
A solução	24
Opções	28
Como tomar a decisão?	30
Antes da operação	37
A operação	39
1.-Duração	*41*
2.-Tempo de internação	*41*
Após a operação	44
1.-Tratamento	*45*
2.-Retirada da sonda	*46*

Porra de Próstata: uma historia real   Pag:

3.-Dor   48
4.-Incontinência   49
5.-Sangramento   51
6.-Medo   52
7.-Pressão familiar   53
8.-Sexo   54

A recuperação   56
Vida após a recuperação   61

Agradecimentos   64
Glossário de termos   66
Mais informação   70

ooo0ooo

Dedicação

*Ao Doutor Busto Martín,
excelente profissional,
agradável, próximo, empático,
excelente pessoa.*

oooOooo

Introdução

Aos 40 anos comecei a descobrir o mundo dos múltiplos sintomas e possíveis problemas com a próstata. Isso não foi comigo, o que era a próstata?, como eu poderia ter problemas de próstata aos 40 anos?, isso era uma questão de homens doentes com mais de 80 anos...

No meu ambiente familiar, de trabalho e amizade, ninguém falava disso, era tabu, isso não existia e se falava era pouco, sem detalhar nada, com risos irônicos e falsos ou já quando era diagnóstico de câncer avançado.

As mulheres podiam falar do seu ginecologista com as amigas, com a família, com os colegas de trabalho, as mulheres podiam ter problemas com os seus órgãos sexuais externos e internos e até comentar publicamente sobre eles e nada acontecia, mas aos homens, falsamente "super machãos", falsamente "super homens", que urinamos só de pé essas coisas não aconteciam... ou achávamos que não aconteciam.

"Porra de Próstata" busca quebrar esses mitos e tabus, com essa cultura sombria e machista, ajudar outros homens, transmitir tranquilidade, demonstrar que os problemas de próstata são mais comuns do que se acredita, em idades mais jovens do que se acredita. que há mais homens sofrendo com o problema e que há soluções.

O livro é escrito em uma linguagem não médica, não técnica, com palavras familiares, próximas, compreensíveis para todos e baseadas em experiências reais.

Nada é recomendado neste livro, nada é prescrito, nada é vendido, nem é um tratado médico ou um manual de curandeiro, mas tudo é contado e sem tabus.

Este livro é o relato detalhado da experiência real de uma pessoa que sofreu durante vários anos os múltiplos efeitos de uma próstata excessivamente grande, que foi diagnosticada com esta doença por vários médicos e em várias clínicas, foi aplicado um tratamento e acompanhamento há vários anos, que sofreu múltiplos sintomas com vários desconfortos, cada vez mais importantes, que sofreu um episódio de obstrução total da bexiga e que finalmente foi operado com a técnica do Laser Verde.

O conteúdo do livro assemelha-se à conversa que, naturalmente, sem qualquer pudor, sem tabus de qualquer espécie, com uma linguagem clara e amigável, e com o simples propósito de ajudar, informar, tranquilizar, partilhar e ocorre em qualquer reunião familiar, evento social, etc., uma nova mãe conversa com uma amiga grávida sobre como dar à luz ou com uma jovem amiga sobre como usar tampões ou com uma amiga mais velha sobre como aliviar as perdas urinárias ou com uma amiga que foi operada do útero sobre como é a intervenção e seus efeitos colaterais ou com uma amiga que fez cirurgia de câncer de mama sobre como e quando escolher a peruca certa, etc.

oooOooo

Outros títulos do autor

"Domótica con Raspberry©, Google© y Python©" (Ed-1)
"Domótica con Raspberry©, Google© y Python©" (Ed-2)
"Home Automation with Raspberry©, Google© & Python©"
"Electrónica divertida con Raspberry©"
"Elettronica divertente con Raspberry©"
"Electrónica y Domótica con Raspberry©"
"400 Ejercicios Resueltos de Física Universitaria"
"400 Solved Exercises of University Physics"
"400 Esercizi Risolti di Fisica Universitaria"
"400 Problemas Resolvidos de Física Universitaria"
"Ejercicios de Física 1: Cálculo Vectorial"
"Ejercicios de Física 2: Mecánica Clásica"
"Ejercicios de Física 3: Mecánica de Fluidos"
"Ejercicios de Física 4: Calorimetría y Termodinámica"
"Ejercicios de Física 5: Campo Eléctrico y Magnético"
"Ejercicios de Física 6: Corriente Continua y Alterna"
"Algebra y Análisis en Carreras Universitarias"
"50 Poesías sin Título"
"Pescando Tiburones"
"Pescando Squali"
"Snooker fácil"
"Maldita Próstata"

ooo0ooo

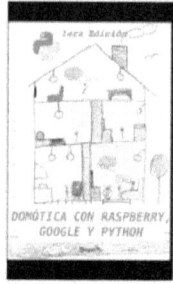 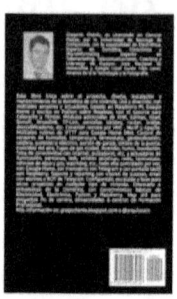 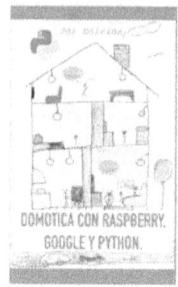 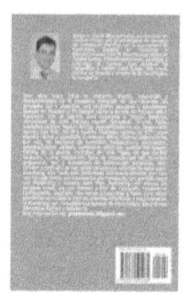

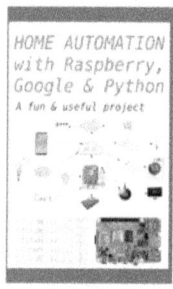 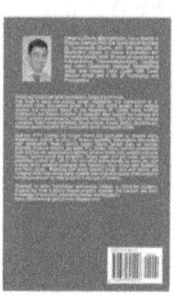 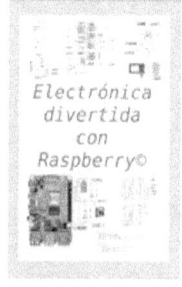 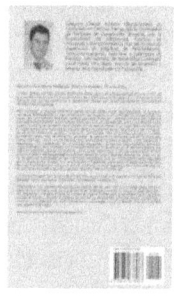

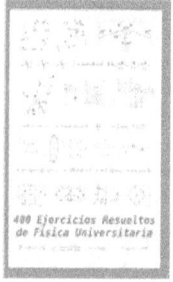 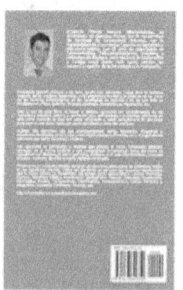 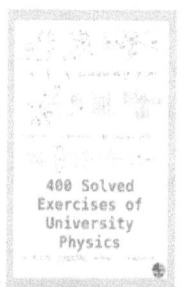 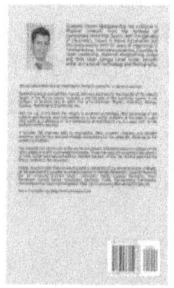

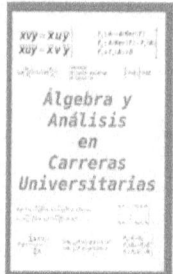 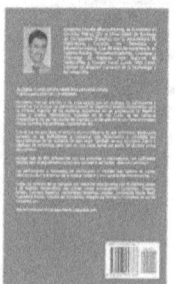 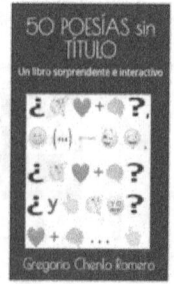 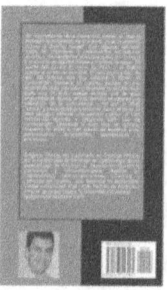

Copyright©

O autor deste livro é Gregorio Chenlo, que se reserva os direitos que a Lei lhe concede em cada região onde este livro for publicado.

Este livro, em sua 1ª edição, foi publicado em setembro de 2022 e aplicam-se os direitos autorais concedidos pela lei já desde o momento de sua publicação. Todos os direitos reservados. Não é permitida a reprodução total ou parcial desta obra.

Nenhuma marca registrada foi incluída intencionalmente, mas se não, é reconhecido o respeito por as potenciais marcas registradas, associações públicas ou privadas, proprietários, fornecedores, direitos autorais, etc., de algum tipo de informação que fora descrita aqui, pelo que se reconheceria que todas ou parte delas são possivelmente marcas registradas e possivelmente possuem os direitos que a Lei possa conceder a elas.

O autor não é especialista neste assunto e não possui as informações ou não sabe se algum delas está sujeita a algum tipo de copyright ou direito de autor que o impeça de utilizá-los como referências neste livro.

Alguns deles são extraídos do navegador Google©, portanto, entende-se que seu uso, exceto quando é indicado de outra forma, é totalmente público para usá-los, pelo menos como referência, em trabalhos semelhantes a este.

Por outro lado, afirma-se que este trabalho não contém nenhum tipo de recomendação, prescrição ou qualquer técnica médica, limitando-se a detalhar a experiência de um paciente com problemas de próstata e operado com Laser Verde em uma clínica privada.

A utilização do que aqui se descreve limita-se ao meio particular, formativo e/ou social, tal como está escrito, sem qualquer pretensão comercial, sem qualquer garantia e isentando-se de toda a responsabilidade que os leitores, outras pessoas, terceiros, empresas, etc. possam realizar por conta própria e pelo uso de todas ou parte das informações aqui descritas.

Embora tudo descrito neste livro está baseado em uma experiência real, é declinada qualquer responsabilidade derivada de possíveis erros de conceito, interpretação, etc., tanto por parte do escritor quanto por parte do leitor, bem como o possível falta de rigor médico, científico, estatístico, erros inadvertidos cometidos em toda ou parte das informações incluídas neste livro, etc.

Por fim, confirmar que o conteúdo deste livro não foi condicionado ou participado de qualquer forma (comercial, pessoal, médica, publicitária, etc.) pela clínica onde a operação foi realizada ou pelo pessoal de saúde que realiza seu trabalho profissional lá, nem pela equipe da clínica de fisioterapia, limitando-se a ser uma descrição detalhada de uma experiência real de um paciente dessas clínicas e que só quer ajudar outros pacientes com doenças semelhantes.

oooOooo

Para quem é este livro?

Este livro é destinado a homens de qualquer idade, com ou sem sintomas de problemas de próstata e que precisam conhecer detalhes das doenças causadas pelo crescimento excessivo desse órgão, o preparo prévio para ir ao urologista, o tratamento por meio de um intervenção cirúrgica, dos efeitos colaterais decorrentes da referida intervenção: possíveis dores e desconfortos diversos, sangramento, perdas de urina, ejaculação retrógrada, do processo de recuperação, como é a vida após a intervenção, etc.

Certamente esses homens tenham todas as informações médicas técnicas necessárias fornecidas por seu médico de família, seu urologista ou até mesmo enorme quantidade de informação, confusa, desordenada e claramente perseguindo objetivos comerciais que leram na Internet ou vídeos em várias plataformas digitais ou de um amigo ou parente que passou por um processo semelhante.

Provavelmente a totalidade ou parte da informação contida nestas fontes digitais não está expressa em linguagem coloquial ou com os pormenores específicos que transmitam confiança e as preparem previamente à consulta, intervenção, etc. ou acompanhá-los mais tarde na fase de recuperação.

Pequenos auxílios contidos e derivados desses detalhes são discutidos neste livro e proporcionam um processo mais humano, suportável, confortável e, acima de tudo, tranquilo.

oooOooo

O que é e o que não é este livro?

Este livro é um guia de acompanhamento, escrito por um amigo, próximo, afável, em linguagem simples, para ajudar, encorajar, desdramatizar e tranquilizar, para mostrar que outros homens passaram por algo semelhante e o superaram com paciência e ajuda dos profissionais médicos.

Este livro não é um guia médico, não é recomendado nenhum método médico ou paramédico, não é recomendado nenhum tratamento. Os aspectos técnicos de uma doença ou enfermidade devem logicamente ser deixados nas mãos de especialistas e profissionais médicos: urologistas, anestesiologistas, fisioterapeutas, enfermeiros, etc.

Neste livro nenhum medicamento é prescrito, nenhum sistema é recomendado para diagnosticar, tratar ou operar, nenhuma técnica específica é recomendada para realizar uma possível intervenção cirúrgica para a próstata ou para atenuar os efeitos colaterais que esse tipo de intervenção pode trazer.

Nesse sentido e conforme indicado nos direitos autorais, o autor deste livro declina qualquer responsabilidade pelo fato de o leitor adotar qualquer medida após a leitura deste livro e imputá-lo a ele.

oooOooo

O problema

A doença e os efeitos secundários causados por um crescimento excessivo da próstata (benigno ou não) é um processo lento, de anos, sem sintomas claros, em muitos casos confusos, possivelmente não diagnosticados e, além disso, geralmente é um problema desfocado ou mesmo aumentado pelos mitos e tabus já mencionados.

Quando surge um sintoma relacionado a possíveis problemas de próstata ou o assunto surge em um exame de rotina, os pensamentos típicos de negação do problema e vários tabus podem voltar para nós em graus variados.

São típicos: sou jovem para isso, isso não é nada, não é grande coisa no momento, vou esperar até piorar, tenho medo de ir ao médico, não confie em urologistas, tenho vergonha de perguntar a um amigo, não quero preocupar minha família, isso vai passar sozinho, isso não tem importância, não tenho tempo de ir ao urologista, um amigo me disse sobre o quão embaraçoso é o toque retal, não aguento me despir frente de outro homem, tenho nojo que me tocam, isso é gay...

Tudo isso, em geral, a única coisa que causa é o consequente e lógico atraso da conversa essencial com o profissional médico ou urologista, possivelmente fazendo com que o problema esteja em um estágio mais avançado do que o estritamente desejável.

oooOooo

Os sintomas

Falando com muitos amigos e familiares que sofrem em menor ou maior grau desta doença, depois de falar em consulta com vários médicos de família e vários especialistas de várias clínicas, depois de ler várias bibliografias e sobretudo depois de ter vivido a experiência com vários problemas e um cirurgia de próstata com a técnica do Laser Verde, poderia resumir que os sintomas são muitos, muito variados e poderia classificá-los, embora não seja uma lista exaustiva, como segue:

- **Sintomas físicos**: é difícil para mim começar a urinar, o jato de urina é muito fraco e não consigo controlar apontá-lo para o mictório, mancho o chão com várias gotas de urina que não consigo controlar, tenho a sensação de que não vazio completamente a bexiga, urino e ainda tenho vontade de urinar, tenho uma dor constante como uma dor de dentes entre os testículos e o ânus, a ponta do pênis dói, sinto formigamento na área interna do o abdome inferior ou o que me parece que pode ser a próstata e/ou bexiga, etc.

- **Sintomas comportamentais**: tenho que sentar no vaso sanitário para que a urina não saia, tenho que enxugar as últimas gotas com papel higiênico, mancho a calcinha com urina, tenho que urinar várias vezes à noite, também urino muitas vezes durante o dia, esporadicamente tenho que tomar analgésicos para conseguir dormir, a bicicleta me incomoda, me incomoda sentar em uma cadeira dura, me incomoda sentar em um travesseiro macio, é mais difícil para mim urinar se bebo duas cervejas, é mais difícil para mim urinar se estou resfriado ou com febre, etc.

- **Sintomas mentais:** sinto-me constrangido com muitos dos sintomas físicos de que sofro, minha bexiga já foi bloqueada uma vez, tive que ir ao pronto-socorro e tenho medo de que seja bloqueada novamente, tenho medo de que possa tenho câncer, estou preocupado que se eu for ao urologista ele me diagnostica com "algo mau", tenho medo de ficar impotente, não sei o quão desconfortável será a ejaculação retrógrada, como tudo isso afetará a relação com minha parceira, não poderei mais ter filhos, estou preocupado em sofrer possíveis perdas de urina, dores e desconfortos permanentes, sangramento excessivo, ter sempre que usar uma sonda, etc.

- **Outros sintomas:** sou homem, não reconheço todos os itens acima, nem o assumo, isso vai passar como uma possível dor de dentes, amanhã vou ao urologista..., bem, é melhor eu ir no próximo mês.

Com o tempo, se não for ao urologista ou a um especialista, esses sintomas pioram em maior ou menor grau (desconfortos e dores diversas, passar mais tempo e ir ao banheiro com mais frequência, jato mais fraco, obstrução da bexiga, etc.) e dependendo de múltiplas causas que, segundo especialistas, podem ser decorrentes de fatores genéticos, ambientais, comportamentais, alimentação, hábitos sedentários, diagnóstico incorreto ou intempestivo das causas subjacentes e fundamentais, tratamento medicamentoso errado etc.

oooOooo

Vida com problemas

Os sintomas se somam, mas quando não se somam o suficiente, evitamos pensar ou falar sobre isso, evitamos ir ao médico de família ou mesmo ao urologista e assumimos esses sintomas individualmente, em absoluto silêncio, tentamos concentrar e nos distrair com outros assuntos, como se não estivéssemos presentes no processo, como se fosse problema de outra pessoa.

As limitações na qualidade de vida aumentam progressivamente: desconforto, dores diversas, saber que há sempre um banheiro por perto, possíveis obstruções da bexiga, não querer sair de casa ou com amigos, não querer viajar ou ir a ambientes menos familiares, não poder tomar uns drinques com amigos ou familiares e também ter que explicar o porquê, sentir-se um peso para os outros, ter medo de piorar, medo de ter uma doença grave, medo de precisar de uma sonda que nos permita urinar, etc.

Esse atraso na tomada de uma decisão que de alguma forma resolve o problema ou mitiga todos ou alguns dos sintomas envolverá uma série de riscos potenciais ao longo do tempo: dor permanente ao urinar, obstrução da bexiga e/ou uretra com incapacidade total de urinar, deterioração da bexiga, problemas com a uretra, possíveis problemas renais, infecções, possível impotência, passar de algo benigno a maligno, etc.

oooOooo

A solução

Quando a soma dos sintomas é suficiente, para dar o passo de ir ao médico de família ou ao urologista, aqui abre-se um novo mundo de possibilidades e neste livro são descritas apenas algumas delas, aquelas que o autor conhece em primeira mão. Provavelmente iremos inicialmente ao nosso médico de família e dependendo do estado do problema iremos visitar o especialista em urologia.

Devido a todas as repercussões psíquicas que o problema implica, é importante recorrer a um urologista especializado, que nos permita esclarecer todas as dúvidas e que transmita uma certa dose de proximidade, tranquilidade e confiança. Se isso não for alcançado nas primeiras visitas, ainda temos tempo para trocar de especialista. Pensemos que com esse tipo de problema teremos que ir várias vezes no início e certamente a consultas regulares semestrais ou anuais, possíveis exames médicos, intervenções, etc.

Já no urologista é fundamental reunir a coragem necessária para contar detalhadamente tudo o que nos acontece em relação à próstata, com palavras simples, com as nossas, o especialista está muito acostumado a ouvir eles e sabe exatamente do que estamos falando.

É absolutamente essencial que resolvamos todas as nossas dúvidas e que não tenhamos nenhuma que acrescente mais preocupação do que o estritamente necessário. Portanto, vamos preparar, sozinhos ou com a ajuda da nossa parceira, uma lista de todas as dúvidas que temos e, se possível, ordenando-as da maior para a menor importância, além de nos dar respostas e ter mais informações, nos dará mais confiança e mais tranquilidade.

Não devemos ter medo ou vergonha de perguntar tudo o que nos preocupa e perguntar novamente se não entendemos as palavras, muitas vezes técnicas, que ouvimos.

Lembremos que pagamos a consulta e temos pelo menos o direito de perguntar, com certeza em futuras visitas ao urologista estaremos muito mais tranquilos, além disso, o especialista já nos conhece melhor e pode nos ajudar muito melhor.

Nessas consultas é muito comum realizarmos vários exames diagnósticos como os discutidos a seguir. Em todos esses exames, o urologista nos dará um breve resumo do resultado, mas se tivermos dúvidas, vamos pedir para ele interpretar o que é mais importante para nós ou simplesmente o que nos preocupa.

- **Ecografía de ultra-som**: onde é possível ver o tamanho aproximado da próstata e o estado geral do sistema urinário, rins, etc. O urologista aplica um gel em nosso abdômen e o comprime levemente com o sensor do aparelho de ultra-som.

- **Análise de sangue**: para saber o nível do indicador de possível câncer de próstata também chamado de PSA. Para realizar essa análise, costuma-se ir ao mesmo centro médico pela manhã e com o estômago vazio. É muito comum que este exame de sangue seja utilizado também para observar outros parâmetros do estado geral de saúde do paciente.

- **Análise de urina**: para detectar possíveis infecções na bexiga, sua composição, etc.

- **Toque retal:** para detectar possíveis anormalidades na forma e consistência externa da próstata.

  O toque retal, realizado na própria consulta pelo urologista, é um exame simples e totalmente indolor, mas com péssima reputação devido a aspectos exclusivamente culturais.

  É um teste rápido, mas é "raro" devido aos problemas culturais que carrega e é muito mais leve que os exames vaginais que os ginecologistas realizam periodicamente na grande maioria das mulheres e que consideramos totalmente normais. Não é muito diferente do dentista que enche nossa boca com as mãos e muitos utensílios e parece normal para nós.

- **Medição do jato urinário:** também chamada de fluxometría e que busca saber com precisão o grau de obstrução que está causando o crescimento da próstata na uretra, bem como o enchimento, esvaziamento da bexiga, etc.

Todos estes testes são praticamente indolores, realizá-los com a informação necessária, com tempo adequado, tranquilidade e relaxamento é o mais importante para que sejam o mais suportáveis possível e sobretudo para não ter de os repetir.

oooOooo

Opções

Este livro não é um tratado médico e não descreve todas as opções e intervenções cirúrgicas disponíveis para tratar os problemas de próstata.

Atualmente e graças aos avanços científicos e médicos, existem múltiplas opções e técnicas para resolver ou aliviar os problemas causados por uma próstata deficiente e, em geral, essas opções tendem a ser menos invasivas quanto mais cedo detectamos e começamos a tratar nosso problema.

Vários tratamentos médicos podem geralmente ser prescritos: antibióticos, anti-inflamatórios, analgésicos, diuréticos, medicamentos especialmente indicados para retardar o crescimento da próstata, etc. etc.

Com o passar do tempo e se o crescimento da próstata não desacelera o suficiente, os sintomas provavelmente piorarão e o tratamento necessário se tornará mais complexo até que seja necessário algum tipo de intervenção cirúrgica menor ou maior, orientadas a vários sintomas, problemas e tamanhos da próstata, com vários tempos de internação, realizados em diferentes hospitais ou locais, com diferentes tempos de recuperação, efeitos colaterais, etc. e que resolvem o problema temporária ou permanentemente.

oooOooo

Como tomar a decisão?

Quando a cirurgia já é necessária e a data da operação se aproxima, uma infinidade de medos e dúvidas surgem do nada e que são amplamente resolvidos com as informações básicas necessárias (não é necessário, nem é muito conveniente, ler todos os tratados de urologia na Internet), com palestras no consultório do urologista, conversando com alguém que já passou por esse processo, lendo um livro básico como este, etc.

É essencial que resolvamos todas as dúvidas e quando digo todas, elas significam todas as dúvidas, pois faremos de uma dúvida não resolvida um mundo real que com o passar do tempo perceberemos que era muito menos do que pensávamos.

Perguntas típicas que podem nos ajudar a preparar a primeira conversa com o urologista podem ser as seguintes (esta não é uma lista exaustiva):

- **Duração da operação:** quanto tempo ficaremos na sala de cirurgia mais a reanimação necessária após a intervenção, etc. Para nós, este tempo, que pode ser de duas horas ou mais, passará sem perceber, mas para nossa companheira e parentes parecerá uma eternidade, sabendo isso não haverá alarmes desnecessários.

- **Tipo de anestesia:** o anestesista decidirá o tipo de anestesia a ser utilizada na intervenção, se será do tipo peridural, com ou sem sedação profunda, anestesia geral, etc.

- **Acompanhante:** ver se minha companheira ou familiar pode me acompanhar no quarto, se há uma ou duas camas, se vou compartilhar o quarto com mais pacientes, etc.

- **Covid-19:** tenho que fazer o teste Covid-19 antes da intervenção, em caso afirmativo, onde o faço, ver se é necessária a correspondente autorização do seguro privado.

- **Duração da estadia na clínica:** dependendo do horário de admissão (manhã ou tarde), aproximadamente quantos dias ficarei internado e que, em geral, dependerá da política do hospital e dos critérios médicos do urologista, sobre o estado geral anterior e posterior do paciente antes da intervenção, seu tipo, evolução do paciente, efeitos secundários que surgem, etc.

- **Como é o pós-operatório:** quantos dias vou ficar internado no hospital, quantos dias vou estar sondado, quantos dias vai demorar a recuperação para poder voltar à minha atividade habitual. Quão fácil é o processo de recuperação?, com que ajuda eu conto, etc.

- **Que dores podem surgir**: dor ao andar, sentar, dor ao urinar, ejacular, etc. Como tratar essa dor. O que fazer se eu tiver uma emergência médica ou surgirem outras complicações, etc.

- **Que medicamentos devo tomar:** por exemplo analgésicos, anti-inflamatórios, antibióticos, etc. Devo retirar a medicação antes da intervenção ou não?.

- **Tempo com a sonda:** quanto tempo terei que ficar sondado no hospital e quanto tempo em casa.

- **Quando a sonda será removida:** como e onde é feita a remoção. Consultar se é necessária a correspondente autorização do seguro médico. Se surgirem dificuldades significativas para urinar, o que devo fazer para que me sondem novamente, etc. Se houver dúvidas consultar novamente o urologista.

- **Se houver sangramento:** como saber se é sangramento menor ou sangramento grave que devo informar o médico, etc.

- **Perdas de urina:** como são aliviadas, quanto tempo costumam durar, onde posso ir, etc.

- **Possível impotência:** se for o caso, ver se é temporária ou permanente, onde e como é controlada, etc.

- **Sexo:** quando posso ter relações sexuais, se devo acrescentar algum tipo de precaução ou proteção adicional às habituais, etc.

- **Ejaculação interna** (ejaculação retrógrada): como é esse tipo de ejaculação, é dolorosa ou não, se eu gostaria de ter filhos é possível ou não, como isso afeta meu relacionamento com minha parceira, etc.

- **Alimentação:** devo seguir algum tipo de dieta ou evitar algum tipo de alimento: café, chá, álcool, etc.

- **Descanso e esportes:** que tipo e por quanto tempo devo descansar, que tipo de exercícios são benéficos ou prejudiciais para a recuperação da operação, etc.

- **Baixa médica**: quanto tempo dura a possível licença ou baixa médica, se for o caso, que documentação necessito para solicitar a licença, etc.

- **Etc.**: tudo aquilo que nos preocupa.

Como pode-se ver, é muito interessante fazer, sozinho ou com a nossa parceira, uma lista com todas as suas dúvidas, se possível por ordem de importância ou o que mais nos importe, marcar uma consulta com o urologista antes da intervenção e esclarecer tudo o que nos preocupa e o que deve ser feito se surgirem mais dúvidas posteriormente ou surgir uma emergência.

Em geral, devemos levar em consideração os seguintes fatores para ter um bom planejamento, evitar choques e ficar o mais calmo possível:

- Data, hora e local da intervenção cirúrgica.

- Cobertura e autorização de seguro médico, se for o caso, tanto para a operação em si como para todos os exames incluídos no pré-operatório.

- Datas, horários e locais para exames pré-operatórios: exames de sangue e/ou urina (coagulação, possíveis infecções, PSA, etc.), eletrocardiograma (estado do coração), fluxometría do jato urinário (medir o fluxo do jato, enchimento e esvaziamento da bexiga), reserva de sangue (extração para garantir a disponibilidade de sangue compatível e suficiente no hospital, se necessário), consulta com o anestesista do hospital que corresponde à nossa intervenção cirúrgica (compatibilidade da operação a ser realizada com o geral estado de saúde, constituição física, tipo de anestesia a ser aplicada na intervenção), radiografia de tórax (estado geral do paciente, etc.), etc.

Em qualquer caso, o urologista nos fornecerá uma lista de exames a serem realizados e, se o próprio hospital não o fizer, teremos que providenciar as consultas e autorizações correspondentes para poder realizar esses exames com sucesso e nas datas indicadas pelo hospital.

Todos esses exames são completamente indolores e geralmente não é necessária a autorização do seguro, mas é conveniente esclarecer com o urologista e, se possível, solicitar agrupá-los em alguns dias para que sua realização seja o mais confortável possível para nós. Também é conveniente esclarecer com o urologista se é necessário recolher e entregar os resultados dos referidos exames ou se o próprio hospital ou clínica se encarrega de fazê-lo.

- Se assim for indicado pelo urologista ou por sua equipe, devemos realizar a preparação prévia correspondente em casa: depilação da área genital (é aconselhável fazê-lo no dia anterior à operação, pois produz muita coceira, etc.), enemas (ler as instruções de uso com atenção ou consulte o farmacêutico sobre como e quando fazê-lo), jejum antes da intervenção, exames, etc.

- Duração da intervenção (tempo da operação, reanimação, etc.) principalmente para a tranquilidade do acompanhante que terá que esperar todo esse tempo no quarto do hospital.

- Tipo de anestesia: anestesia geral, anestesia peridural, com ou sem sedação adicional, etc. Se tiver dúvidas sobre a epidural, pergunte ao anestesista se ela pode ser combinada com sedação profunda para que nem sinta-se a punção da epidural nas costas.

- Em geral, após uma operação como a mencionada, a ejaculação será na bexiga (chamada ejaculação retrógrada) e é muito importante discutir isso com o urologista, principalmente se planejamos ter filhos no futuro.

    Esse tipo de ejaculação nos afetará mais ou menos dependendo da importância que dermos a esse fato, devido a conotações sexuais, culturais, higiênicas, etc. isso significa tanto para nós como para a nossa parceira.

Com todas as informações compiladas e ordenadas, as datas revisadas, etc. podemos salvá-lo em uma pasta específica. Estamos brincando com nossa saúde, nosso tempo e nosso dinheiro, melhor tê-lo bem organizado, menos preocupações e sobressaltos, menos atrasos, falta de papéis, falta de resultados, falta de autorizações, nervosismo e estresse de última hora, etc.

oooOooo

Antes da operação

Antes da operação e de forma lógica e natural, surgem os medos, a necessidade de ter a melhor preparação física e mental, etc.

À medida que a data da intervenção se aproxima, geralmente surgem medos e dúvidas de última hora que muitas vezes são apenas consequência de não tê-lo tratado bem anteriormente, devido a possíveis medos não racionais ou dúvidas lógicas que surgem antes de qualquer tipo de intervenção. Obviamente, tudo isso depende muito do caráter de cada pessoa e, nessas situações a tranquilidade e principalmente poder ter todas as informações necessárias, nos ajudará a passar por essa fase da melhor maneira possível.

Pode ajudar muito adotar uma atitude positiva em que pensamos que temos certeza de melhorar (pensar o contrário não ajuda em nada), que é uma operação simples, que é uma operação já realizada milhares de vezes por especialistas profissionais e pelos nossos médicos, que é minimamente invasiva, de curta duração, com poucos dias de internação, com pós-operatório relativamente simples, que é realizado na própria casa do paciente, que pode ser consultado novamente com o urologista o que seja, etc.

Seria bom adiar outros tipos de preocupações familiares, de trabalho, etc. para que possamos nos concentrar em nós mesmos. É importante manter um ritmo de vida calmo e saudável, sem excessos que comprometam a programação da intervenção ou que acrescentem mais estresse do que o estritamente necessário.

oooOooo

A operação

Existem vários tipos de intervenções na próstata: através da uretra, através do abdômen, com vários tipos de laser, usando vapor de água, usando métodos mecânicos, usando métodos cirúrgicos tradicionais, realizando a remoção total ou parcial da próstata, com modificação do fluxo da uretra, etc.

Este livro descreve apenas a experiência real com a intervenção destinada a melhorar um crescimento benigno de uma próstata de tamanho médio e usando um Laser Verde. De qualquer forma, existem muitas técnicas semelhantes e para outros tipos de intervenções, tratamento com medicamentos para sintomas anteriores, preparação para a intervenção, pós-operatório, etc. em que o conteúdo deste livro também pode nos ajudar.

No final, chegou o dia da operação, certamente estamos um pouco nervosos, vamos levar nossa pasta com a documentação preparada e organizada que já mencionamos e um pequeno necessaire com o básico.

Em geral, não precisaremos de roupas para a internação, precisaremos apenas do básico para ir para casa. Podemos adicionar os utensílios de higiene pessoal (escova de dentes, barbeador, etc.), roupa interior (melhor algo apertado para que a sonda não se mova muito), chinelos, máscaras, algumas calças confortáveis com pernas soltas, por exemplo tipo fato de treino e que permite usar a sonda ajustada sob as cuecas, mas também o saco para urina e que é preso a uma perna.

Vamos para o hospital com tempo suficiente, não vamos adicionar estresse adicional que já temos o suficiente.

- **1.-Duração:** embora esta seja uma operação relativamente simples, leva tempo para ser concluída porque a vaporização da próstata, com o Laser Verde ou outros laser semelhantes, deve ser realizada lentamente para ser o mais precisa possível (para não danificar áreas da próstata, bexiga, uretra, etc. desnecessariamente), e pode durar aproximadamente uma hora.

  Aproximadamente mais uma hora adicional deve ser somada ao tempo de intervenção para ir da sala à sala de cirurgia, preparar o paciente, prosseguir com a administração da anestesia correspondente, concluir o processo subsequente de reanimação do paciente, transferi-lo de volta para a sala, etc.

  O acompanhante, em todos os casos, não deve se alarmar se esses tempos forem prolongados (a sala de cirurgia pode demorar para ficar pronta, a reanimação precisa de mais tempo, etc.) e se for preocupante, pode sempre perguntar ao pessoal do centro de saúde.

  Em geral, o acompanhante deve permanecer na sala onde será informado se houver algum incidente na operação, nestes casos a ausência de notícias é um bom sinal. Em qualquer caso, o urologista informará brevemente e o mais rápido possível o acompanhante e provavelmente ao próprio paciente do resultado da operação já na mesma sala de cirurgia, se as circunstâncias assim o permitirem.

- **2.-Tempo de internação:** pode depender de múltiplos fatores: tipo de operação, estado geral do paciente, idade, presença de patologias prévias adicionais, disponibilidade do urologista e/ou outro pessoal de saúde para ativar a alta, etc. mas no caso descrito aqui pode ser apenas dois dias.

Durante esse tempo, o paciente está em repouso na cama no quarto que lhe foi atribuído, com uma sonda na uretra, uma bolsa que coleta a urina que é esvaziada periodicamente por um profissional de saúde, uma linha na mão para administrar medicamentos: diuréticos, anti-inflamatórios, analgésicos, anticoagulantes, antibióticos, soros, etc.

Durante a internação, o paciente é alimentado com dieta progressiva, inicialmente com dieta suave (reduz problemas do aparelho digestivo, boca, garganta, estômago, etc.), com pouco e leve sal, e posteriormente com uma dieta praticamente normal.

Após a primeira visita do urologista, que nos informará brevemente do resultado da operação, ele provavelmente nos dará informações sobre o tempo estimado de permanência no hospital (vai depender do estado e evolução do paciente, etc.), quando podemos ou devemos levantar da cama, caminhar e/ou sentar (provavelmente no dia seguinte à operação), etc.

Se o urologista nos disser, vamos levantar da cama e podemos sentar e/ou caminhar. Nesse caso, é melhor ser ajudado pelo acompanhante, que pode nos ajudar a se acomodar, deitar e levantar da cama, calçar os chinelos e, principalmente, movimentar os suportes das bolsas com medicamentos ligados ao varal, o suporte para o saco de urina, etc.

Logicamente, nesses primeiros movimentos, podemos sentir algum tipo de desconforto na região da próstata, queimação, etc., além de tontura, cansaço etc., mas com certeza tudo melhora com o tempo.

Quando recebermos alta, é muito provável que tenhamos que passar vários dias em casa com a sonda e a bolsa de urina colocados (geralmente alguns dias).

Os paramédicos nos ajudarão a colocar a bolsa na perna (mantemos as alças de fixação da bolsa na perna para usar na nossa casa), mas é muito conveniente pedir que nos forneçam uma ou duas bolsas maiores adicionais para poder usá-las a noite toda em casa.

É importante poder contar com essas bolsas, pois elas também possui um tubo longo que facilitará a nossa rotação mais livre para os dois lados na cama sem puxar a uretra e a bexiga, que geralmente são dolorosas. Se não tivermos essas bolsas, sempre podemos comprá-las em uma farmácia.

A vida com a sonda colocada, no início, é um pouco "estranha", mas acabamos nos acostumando em questão de horas. Teremos cuidado com os empurrões, começaremos com calma e descanso e aumentaremos nosso movimento à medida que nos tornarmos mais confortáveis e mais familiarizados com a existência da bolsa.

Podemos fazer com que o tubo da bolsa saia pela parte superior ou inferior da cueca, dependendo do nosso conforto, mas sempre evitando os cotovelos no tubo da bolsa e evitando a passagem livre de urina, sangue, resíduos da operação, etc.

Devemos esvaziar a bolsa sempre que seja necessário (possui um tubo e uma válvula de saída), trocá-la se necessário, nunca usar tampas para a sonda porque precisamos que todos os líquidos exigidos pela bexiga sejam evacuados sem obstáculos, mantendo a máxima higiene íntima possível e para isso podemos tomar banho com a sonda sem a bolsa, evitando que água e/ou sabão entrem pela ponta da sonda, etc.

ooo0ooo

Após a operação

Após a operação e já em nossa casa, devemos levar em consideração várias questões e que veremos em detalhes a seguir: o tratamento prescrito pelo urologista, retirada da sonda, possível dor e desconforto, possível incontinência urinária, possível sangramento, medo ou preocupação, pressão familiar, sexo, etc.

- **1.-Tratamento**

Ja estamos agora em casa, por um lado aliviados por termos passado com sucesso na operação, mas, além dos efeitos físicos, certamente também estamos preocupados com os possíveis efeitos colaterais e se saberemos ou conseguiremos lidar fora do hospital sem a atenção do pessoal de saúde especializado, já prevejo eu que sim.

Para atenuar a maioria desses possíveis efeitos colaterais, o urologista e/ou sua equipe prescreverão uma série de medicamentos, tratamentos e hábitos a serem seguidos: tomar antibióticos, anti-inflamatórios, ficar em repouso, não fazer movimentos bruscos, não fazer exercícios físicos esforços ou levantar mais de 2kg, beber 2 litros de água por dia, continuar por certo tempo com o tratamento médico prévio à operação, solicitar uma nova revisão ao urologista após aproximadamente um mês, realizar, se for o caso, um exame de urina para descartar possíveis infecções, ver se é apropriado ir a um fisioterapeuta especialista em exercícios de recuperação do assoalho pélvico, voltar ao hospital para retirar a sonda, etc.

Se surgirem complicações: dor ou sangramento excessivo, etc. devem ser levados ao conhecimento do pessoal de saúde.

Também é provável que o urologista nos recomende a não ingerir estimulantes, café, chá, refrigerantes, alimentos condimentados, excesso de sal, etc. ou qualquer coisa que adicione um irritante à urina que cause problemas adicionais quando circula pela área da bexiga, uretra, próstata, etc. e que estão próximos à área operada.

Devemos usar a bolsa apropriada para urina e não uma tampa na sonda para que a bexiga e a próstata possam drenar livremente sem nenhum tipo de obstáculo, todos os fluidos, sangue, urina, restos de vaporização da próstata, etc., etc.

É provável que saia alguma urina, sangue, sémen, etc. entre a sonda e a uretra, principalmente quando temos que ir ao banheiro, sofrer de prisão de ventre, tossir, espirrar, fazer movimentos bruscos, etc. Nesse sentido, nessa fase de recuperação, a alimentação e uma vida saudável e equilibrada se tornam ainda mais necessárias.

A sonda também pode nos incomodar se for mal colocada dentro das cuecas, ao sentar, andar, curvar-se, ir ao banheiro, sofrer um puxão na bolsa, virar na cama, fazer algum tipo de movimento mesmo que tenhamos uma ereção pode nos incomodar a sonda no final do pênis, etc. mas com extremo cuidado e com o tempo, não teremos grandes problemas.

- **2.-Retirada da sonda**

Quando o urologista ou sua equipe nos informar, devemos ir ao hospital onde foi realizada a cirurgia ou ao local designado para elo, para que a sonda seja retirada adequadamente.

A retirada do tubo pode parecer difícil, mas é muito simples mesmo que tenha que ser feita por um profissional de saúde e não requer anestesia de nenhum tipo.

O paramédico, com uma seringa, perfura uma ponta específica da sonda e esvazia uma pequena esfera de líquido que ela tem dentro da bexiga (o que impede que a sonda saia involuntariamente) e a retira lentamente, descartando-a.

A retirada da sonda, mesmo que seja feita lenta e cuidadosamente pelo profissional de saúde, pode causar brevemente alguma dor, perda de urina ou sangramento adicional, por isso é muito conveniente pedir ao profissional de saúde que nos forneça um pano absorvente ou trazer connosco um absorvente de urina (semelhante a uma compressa feminina) para homens e pode ser facilmente encontrado em farmácias e alguns supermercados.

Após a retirada da sonda, podemos ter, em maior ou menor grau, perda de urina e/ou sangue sem controle de nossa parte. Como não estamos acostumados a carregar o absorvente, é muito conveniente comprá-lo alguns dias antes e ver como é colocado.

Existem basicamente dois tipos de absorventes para homens: aqueles que são como uma bolsa onde a ponta do pênis é inserida e aqueles que são como uma concha esportiva (boxe, caratê, esgrima, etc.) e que cobrem toda a área genital. Ambos os tipos de absorventes são fixados às cuecas com uma fita adesiva para que fiquem o mais imóveis possível e a sua escolha é muito pessoal, é certamente uma questão de experimentá-las e ver como as achamos mais confortáveis. Em ambos os casos nos sentiremos "estranhos" nos primeiros dias, mas com o passar do tempo dificilmente os notamos.

Não precisamos ter medo de usar um absorvente, se colocarmos bem (melhor com cuecas apertadas para não mexer) não incomoda nada e é totalmente discreto. Devemos trocá-lo periodicamente, mais no início, para evitar mau cheiro, irritação, infecções, etc.

- **3.-Dor**

A dor causada por esta operação é ligeira mas múltipla e de duração muito variável ao longo do tempo, dependendo de muitos fatores e é possível que alguns deles durem, em maior ou menor grau, por mais de um mês.

É muito comum sentir desconforto ao sentar, movimentar-se, andar, ao fazer um movimento brusco, ir ao banheiro, dor na região da próstata semelhante à sofrida antes da operação, ardor ao urinar, principalmente no final da micção, dor na área dos rins, pernas, costas e abdômen inferior, sensação de estar inchado, cansaço, vontade de ir ao banheiro, desconforto causado pela sonda, possível insônia causada pelo desconforto, etc.

É possível que o maior problema que sofremos logicamente seja ao urinar, devemos ter em mente que a urina vai circular pelo ducto da próstata que foi aumentado em maior ou menor grau durante a intervenção cirúrgica que realizaram-nós e que ainda é muito sensível até que esteja totalmente curado.

O ducto interno da próstata cicatrizará lentamente com o tempo como se estivesse criando uma "nova uretra" dentro dela e com isso a dor e o desconforto diminuirão pouco a pouco. Temos que ser muito pacientes com esse processo lento.

Este processo de cicatrização depende de múltiplos fatores: constituição física, tipo de operação, volume de próstata retirado, capacidade de cicatrização, tipo de exercício realizado, atividade sexual, etc.

Se a dor persistir, for muito forte ou simplesmente nos preocupar, é melhor ir ao urologista que descartará a presença de problemas adicionais: pedras na bexiga, infecções, etc.

4.-Incontinência

É possível e usual que nos primeiros dias após a operação e principalmente após a retirada da sonda, sintamos urgência e descontrole ao urinar. Não devemos nos preocupar com esse sintoma até que algum tempo tenha passado e/ou consultemos o urologista.

É possível que a urina vaze com ou sem sangramento, em menor ou maior grau, então teremos que nos armar com paciência e usar o absorvente pelo menos durante o dia para controlar as perdas quando nos movimentamos muito, se tossir, espirrar, quando nos levantamos, etc. Esse efeito colateral diminuirá com o tempo e também à medida que os músculos do assoalho pélvico ficarem mais fortes.

À noite, e como nos movemos muito menos, podemos precisar-lo apenas esporadicamente ou nos primeiros dias.

Como já mencionei, é importante aplicar as medidas de higiene e uso que o fabricante do absorvente, o farmacêutico e também o bom senso indicam.

Com o tempo, saberemos perfeitamente como nosso corpo funciona nessa situação e nos adaptaremos mais confortavelmente. Se necessário e assim indicado pelo urologista, podemos realizar exercícios para fortalecer o assoalho pélvico e que nos ajudarão a fortalecer os músculos envolvidos e reduzir as perdas.

Os exercícios do assoalho pélvico consistem basicamente em exercitar os músculos envolvidos na abertura e fechamento da passagem da urina da bexiga. Para exercitar esses músculos, eles podem ser contraídos voluntariamente, por alguns segundos, várias vezes ao dia, forçando o ânus a fechar e/ou como se estivéssemos levantando os testículos, dessa forma os músculos que controlam o assoalho pélvico posterior e anterior são fortalecidos.

Existem muitos guias na Internet para que possamos fazer os exercícios do assoalho pélvico por conta própria, mas parece mais apropriado identificar um fisioterapeuta especialista em assoalho pélvico (a maioria dos seguros de saúde incluem esse tipo de especialista) que possa nos ajudar e nos orientar para realizar essas manobras de forma mais eficaz e o problema é resolvido ou minimizado o mais rápido possível.

Por isso, se considerar adequado, pode-se contar com a ajuda de um fisioterapeuta especializado em exercícios do assoalho pélvico (é melhor que eles tenham experiência em exercícios específicos para homens, pois não são exatamente os mesmos que para as mulheres).

Este fisioterapeuta recolherá de nós todas as informações necessárias para agir com mais eficiência: idade, tipo de intervenção a que fomos submetidos, frequência de micção, sintomas, etc.

Uma vez que tenhamos assinado o consentimento correspondente, o fisioterapeuta nos dará ajuda teórica e prática. Ele nos dará instruções e comentários específicos para poder realizar os exercícios de maneira adequada e eficaz: nos ajudará a identificar a localização dos músculos afetados, como podemos realizar a concentração mental necessária para mover os músculos apropriados, que tipo de movimentos que devemos realizar e como identificá-los (não é óbvio), sua duração, sua frequência, controle da respiração, a postura corporal mais adequada, repetições, séries, controle dos intervalos entre as micções, cortar ou não o fluxo da urina, etc.

Faremos exercícios do assoalho pélvico durante as sessões com o fisioterapeuta, mas logicamente também em casa ou durante as atividades diárias que realizamos nas quais o especialista nos aconselhou e nos sentimos confortáveis.

Porra de Próstata: uma historia real

No início será bastante difícil para nós realizarmos esses exercícios porque se trata de contrair voluntariamente músculos que nem sabíamos que existiam e que costumamos contraí-los involuntariamente, mas com o tempo é como respirar.

O fisioterapeuta também nos dará recomendações adicionais sobre o estilo de vida mais aconselhável e que pode ajudar ou prejudicar a recuperação do assoalho pélvico: evitar a prisão de ventre, excesso de peso, manuseio de pesos excessivos, tosse prolongada, falta de exercícios, beber bastante água, irritantes da bexiga, etc.

É comum que sejam dadas entre 5 e 10 sessões de meia hora desse tipo de exercício, mas na dúvida, o melhor a fazer, como sempre, é consultar o urologista.

Pode acontecer, principalmente nos primeiros dias, que tenhamos muitas variações no fluxo de urina, achamos que toda a área está bastante inflamada e pode obstruir parcialmente a passagem da urina. Se a obstrução for total, devemos ir ao pronto-socorro para poder evacuar a urina e evitar maiores problemas.

Nesses casos, é aconselhável fazer a consulta correspondente ao urologista, que indicará-nos novamente a necessidade de colocar uma nova sonda, provavelmente mais fina, por mais alguns dias até que a inflamação seja reduzida e/ou prescrever anti-inflamatórios adicionais, etc.

- **5.-Sangramento**

É muito possível que após a operação, durante as primeiras semanas e enquanto o interior da próstata não estiver completamente cicatrizado, observe a urina misturada com minúsculos restos de tecido da área da próstata vaporizada e também com sangue em maior ou menor quantidade.

Esta perda de sangue pode aparecer, mais provavelmente no início, durante ou no final da micção e é especialmente perceptível se não bebemos água suficiente. Certamente nos recomendaram beber 2 litros de água por dia pelo menos durante os primeiros 15 dias após a operação.

A perda de sangue também é mais perceptível no início da micção pela manhã, provavelmente devido ao acúmulo de gotas de sangue durante a noite e por ter bebido muito menos água do que durante o dia.

Embora esse efeito secundário seja muito escandaloso, pensemos que uma gota de sangue em um litro de água o torna completamente vermelho, sua importância é menor do que pensamos. Outra coisa é que vemos sangue grosso tipo ketchup ou coágulos, na dúvida o mais lógico é conversar com nosso urologista ou ir ao pronto-socorro. Com o tempo, ver sangue misturado com urina é menos comum e o processo de micção se estabiliza.

- 6.-Medo

Algo típico após uma operação de qualquer tipo e portanto também na cirurgia de próstata, é o medo do desconhecido e assim aparecem muitas dúvidas e até "paranóias" podem nos assaltar: tenho a certeza de estar melhor do que antes da operação?, estou pior do que antes?, valeu a pena a cirurgia ou seria melhor aguentar como estava antes?, quanto tempo preciso para me recuperar totalmente?, quais são os efeitos colaterais que vou sofrer e durante quanto tempo?, vou ficar incomodado?, se a próstata crescer novamente, terei que fazer outra operação como esta?, que limitações terei na minha qualidade de vida?, quanto tempo terei de usar um absorvente?, quando poderei sair de casa sem problemas?, quando poderei ingressar no meu trabalho?, etc.

Além da dor, ingestão de medicamentos, etc., nesta operação, ao contrário de outras, incorrem outros fatores, sobretudo culturais e talvez até sexistas, que a tornam um pouco mais complicada (suponho que as mulheres sofram algo semelhante nas operações da mama, útero, etc.), ficarei impotente?, conseguirei ter relações sexuais normais?, conseguirei ejacular?, terei perda de urina?, etc.

Em todos esses medos, consultas regulares ao urologista, informações adequadas, paciência, a passagem do tempo, os testemunhos de casos semelhantes como o deste livro, etc. podem nos ajudar muito a ganhar confiança e tornar o processo de recuperação muito mais amigável.

- **7.-Pressão familiar**

A recuperação desta operação é lenta e afeta, em maior ou menor grau, a qualidade de vida do paciente: sou avô e não consigo segurar minha neta de 8kg nos braços por muito tempo, não consigo fazer muitas tarefas domésticas, sou muito limitado no meu trabalho, não posso ou não devo dirigir, não posso usar minha bicicleta ou moto, não tenho vontade de sair de casa ou viajar, não consigo ficar sentado ou de pé por muito tempo, não posso praticar esportes, não quero muito assistir ninguém, já faz muito tempo dando explicações no meu ambiente, etc.

Todos esses condicionantes afetam nossa auto estima e, se não tivermos o espírito certo e a força interior, podem até gerar pequenos conflitos familiares, frustração, tristeza, ansiedade ou até depressão.

É essencial aplicar o bom senso, a calma, a paciência, a empatia e, sobretudo, o diálogo com a família e os amigos mais próximos. Tenhamos sempre em mente que nosso ambiente só quer nos ver o melhor possível, não demos mais azar do que o necessário.

Uma coisa curiosa, que atribuo novamente a questões culturais, é o que a família e amigos perguntam depois da operação: como você está?, geralmente é a primeira coisa, mas a segunda é, você pode fazer sexo?... como posso eu dizer... não agora que estou jantando.

Como pode-se imaginar, embora essas perguntas sejam feitas a partir do afeto, elas só contribuem para aumentar a pressão existente, mas no final, o diálogo, principalmente com a parceira e amigos mais próximos, resolve tudo satisfatoriamente e não deve ser dada mais importância.

- **8.-Sexo**

Logicamente, um tempo razoável deve passar para que o corpo recém-operado, seja esta ou outra operação, permita que a atividade sexual seja realizada com garantias de não prejudicar a recuperação. Esta operação afeta diretamente o ambiente genital masculino e com muito mais razão afeta esta importante faceta da vida de uma pessoa.

Em geral, esse momento é marcado pelo urologista, mas também pelo próprio paciente e logicamente sua parceira para que o casal tenha a segurança e se sintam à vontade na nova situação.

A ejaculação interna (chamada retrógrada) é algo novo para o paciente e/ou sua parceira, não é como a primeira vez que teve-se uma ejaculação, mas quase e surgem novas perguntas: como é a ejaculação retrógrada?, vai doer?, vou sangrar?, a urina também vai sair?, afeta negativamente a recuperação?, vou sentir prazer?, como o sémen é evacuado mais tarde?, etc.

Usaremos o bom senso, podemos começar devagar, no ambiente mais controlado e nos adaptaremos à medida que a confiança melhorar.

É provável que inicialmente tenhamos uma ejaculação diferente do normal: uma mistura de sémen, fluido seminal, mas também urina e/ou sangue e provavelmente será misturado, uma parte da ejaculação será para dentro e outra para fora, esta situação pode mudar com o tempo e sobretudo com cada pessoa.

Com o passar do tempo, com a cicatrização da parte operada da próstata, com a diminuição do sangramento, com a diminuição do desconforto e da dor, com o maior controle dos músculos do assoalho pélvico, com o auxílio do fisioterapeuta, com a aquisição de maior autoconfiança, etc. mas, sobretudo, com toda a informação e experiência que o tempo está a proporcionar-nos, tanto ao próprio doente como a sua parceira, este processo está a tornar-se algo absolutamente normal e tão confortável como antes da intervenção.

oooOooo

A recuperação

Em geral, o processo de recuperação desta operação é lento, afeta vários sistemas (urinário, genital, circulatório, etc.) e é muito variável dependendo das condições prévias à operação, do tipo de intervenção, idade, evolução de cada efeito secundário, de como cada um o toma, etc.

Se pensarmos que em dois dias estaremos ótimos e isso não acontecer, com certeza podemos nos sentir decepcionados, enganados, frustrados ou até tristes e deprimidos. É muito melhor olhar para os pequenos avanços ou melhorias diárias e, olhando para trás, observar satisfatoriamente o caminho percorrido.

Passaremos vários dias com a sonda no lugar, mas ela será removida em breve, provavelmente em apenas dois dias. Teremos várias dores que diminuirão com o tempo. No início nos sentiremos desconfortáveis devido a muitas causas e com incômodos diferentes, mas a cada dia saberemos como controlá-los muito melhor. Certamente sangraremos ao urinar, em maior ou menor grau, mas esse problema diminuirá com o tempo.

Provavelmente teremos possíveis perdas de urina em vários graus, mas saberemos como controlá-las de maneira simples à medida que nos tornarmos mais especialistas no controle dos músculos do assoalho pélvico.

Podemos sofrer de impotência devido aos problemas físicos associados à intervenção ou simplesmente porque ainda não estamos prontos para realizar atividades sexuais, mas o urologista nos ajudará a saber como podemos controlá-lo.

Sofreremos ejaculação interna, ou totalmente seca, ou parcialmente fora com ou sem urina, mas com maior experiência, auto-estima e confiança, tudo isso deixará de ser um problema para nós e/ou nossa parceira.

A todos esses inconvenientes físicos acrescentamos preocupações, frustração, medo, impaciência, insônia, etc. mas todos esses inconvenientes vão diminuindo lentamente até que desapareçam ou podemos conviver fácil e habitualmente com parte deles até que não representem nenhum tipo de problema em nossa qualidade de vida.

Abaixo estão algumas referências de tempos de recuperação aproximados, mas não é um estudo médico, nem um estudo científico, nem uma estatística válida e depende da situação particular de cada indivíduo, é uma mera referência baseada na experiência real de uma pessoa, mas não esqueçamos que cada pessoa é um mundo.

- A dor é drasticamente reduzida nas primeiras semanas, resultando em uma pequena queimação na próstata ao final da micção.

- O sangramento é altamente variável e pode depender de múltiplos fatores, se vamos ao banheiro, se temos prisão de ventre, se ficamos muito tempo sentados, se fazemos movimentos bruscos, o estado de cada paciente, etc. mas em um mês muita melhora é perceptível.

- As perdas de urina, independentemente de seu volume, estão se tornando conhecidas e melhor controladas ou aliviadas com estes exercícios. No primeiro mês, experimenta-se uma grande melhora, que pode ser maior se tivermos usado com eficiência os conselhos que o especialista em exercícios do assoalho pélvico masculino nos ensinou.

- As erecções aparecem algumas horas ou dias após a operação e as atividades sexuais podem ser realizadas possivelmente antes de um mês, embora dependam muito do estado físico e do humor do casal. A melhor referência é o uso do bom senso e a auto-observação de como nos sentimos e como essa atividade nos afeta.

Provavelmente nosso urologista terá indicado a necessidade de realizar uma primeira revisão da operação aproximadamente um mês após a intervenção. Certifiquemo-nos, como sempre, de reservar a consulta e a correspondente autorização do seguro médico.

Como qualquer check-up ou consulta, e como já referimos, é muito importante que nos preparemos adequadamente e tenhamos todas as dúvidas e questões que queremos esclarecer escritas ou organizadas: dor que ainda persiste, como está o sangramento, se temos perdas de urina, sejam elas leves ou não e quando ocorrem, se temos problemas de ereção e/ou problemas com ejaculação normal ou retrógrada, necessidade de mais sessões com o fisioterapeuta, quando e para que são os possíveis ou próximos check-up, se há possíveis infecções, quais e como são os possíveis novos exames médicos, medicação correspondente, etc.

O urologista, se for o caso, indicará os exames complementares que devemos realizar: mais exercícios do assoalho pélvico, onde realizá-los e qual especialista pode nos ajudar (geralmente um fisioterapeuta), urinálise se necessário, cultivos para determinar possíveis agentes causadores de infecções, etc.

Provavelmente o urologista nos fornecerá uma ficha de acompanhamento (de acordo com o Sistema Internacional de Sintomas Prostáticos) para ser abordada nos próximos check-up, onde podem ser vistas as seguintes epígrafes:

São avaliados de 0 a 5 (de nunca a sempre), cada uma das seções a seguir obtendo uma pontuação global.

1.-Enchimento da bexiga:
- *Frequência urinária*: número de vezes que urina-se nas duas horas seguintes à micção.
- *Urgência para urinar:* número de vezes com dificuldade para resistir à vontade de urinar.
- *Micção noturna*: número de vezes que levanta-se para urinar durante a noite.

2.-Esvaziamento da bexiga:
- *Sensação de esvaziamento incompleto:* número de vezes com sensação de não esvaziamento completo após urinar.
- *Jato intermitente:* número de vezes que, ao urinar, o jato pára e recomeça.
- *Jato fraco:* número de vezes que se observa um jato fraco de urina.
- *Esforço para urinar:* número de vezes que teve-se que apertar para começar a urinar.

3.-Qualidade de vida: como nos sentiríamos se tivéssemos que passar o resto de nossa vida com os sintomas atuais da próstata.

Com este sistema simples, obtém-se uma avaliação numérica e bastante objetiva da situação global da nossa próstata e que nos serve, tanto para nós quanto para o próprio urologista, observar e acompanhar a correta evolução do processo de recuperação, traçar as mais precisas conclusões sobre o estado do paciente e, se for o caso, tomar novas medidas (exames, tratamentos, etc.) para melhorar e alcançar a nossa plena recuperação.

oooOooo

Vida após a recuperação

Em geral, a qualidade de vida após a recuperação completa desta operação e principalmente seus efeitos colaterais: dor, sangramento, perda de urina, ejaculação retrógrada, etc., pode ser uma qualidade de vida completamente normal, muito suportável, muito melhor do que a anterior existente antes da intervenção cirúrgica, com ou sem algum efeito secundário não limitativo, mas sobretudo é uma qualidade de vida que não é encurtada ou agravada drasticamente por não ter próstata ou não ter uma parte desta glândula.

Alguns efeitos colaterais podem nos acompanhar, muitos deles transitórios e que na idade, geralmente avançada que já desfrutamos, têm um impacto relativo muito menor na qualidade de vida.

O importante, pelo menos para mim, é me perguntar, estou melhor do que antes da operação?, e se a resposta for claramente sim, todo esse processo terá valido a pena.

Teremos que fazer um lembrete dos problemas, dores, desconfortos, limitações, riscos, etc., que sofremos antes da operação e comparar, mas com certeza o balanço é muito positivo.

A vida de cada um é muito diferente e cada um dá mais ou menos importância a cada tópico que já comentamos, o que fica evidente é que viver sem próstata ou sem parte dela elimina ou palia de alguma forma a maioria das limitações na qualidade de vida que sofríamos antes da cirurgia. Podemos pagar o preço por algum efeito colateral novo, mas menor, que podemos gerenciar sem nenhum problema que valha a pena mencionar.

Nos próximos meses após a recuperação, o urologista recomendará que realizemos as revisões semestrais ou anuais correspondentes nas quais, se for o caso, serão realizados os exames de sangue e urina correspondentes, etc. Com essas revisões, os níveis de PSA, possíveis infecções, perda de sangue, o estado geral da bexiga e da próstata, etc. podem ser analisados novamente.

Se sofrermos problemas de sangramento, dores na região da próstata, perda incontrolável de urina, problemas de ereção e/ou ejaculação, o mais lógico é conversar novamente com o urologista e esclarecer todas as nossas dúvidas (fazendo a lista correspondente).

Da mesma forma, se necessário, pode-se conversar com o fisioterapeuta para adicionar sessões extras à reabilitação do assoalho pélvico para continuar fortalecendo os músculos que nos ajudam a controlar adequadamente a saída de urina da bexiga. Também pode-se contar com a ajuda do fisioterapeuta quando não temos força de vontade suficiente para realizar os exercícios sozinhos em casa.

Com o passar do tempo e a evolução positiva da recuperação, o aumento da autoconfiança, a eliminação ou redução de vários sintomas, a melhoria da qualidade de vida, o aumento da nossa zona de conforto, etc. vamos colocá-lo tudo na balança e poderemos fazer uma avaliação muito mais eficiente, no momento a minha é muito positiva e está melhorando a cada dia.

oooOooo

Agradecimentos

Com este livro quero agradecer o trabalho de todos os profissionais de saúde, equipe médica e auxiliares do hospital em que me operei e de todos aqueles em que realizei algum tipo de consulta e/ou exame médico. Em todos os casos, seu profissionalismo foi impecável e sua qualidade humana excepcional.

Quero também agradecer à fisioterapeuta que me ajudou a controlar os músculos do pavimento pélvico pelo seu profissionalismo, paciência e dedicação que me ofereceu no meu processo de recuperação.

Quero agradecer a infinita paciência e carinho de toda minha família e principalmente da minha esposa que é a melhor companheira e enfermeira do mundo.

Eu também gostaria de agradecer a você como leitor deste livro e se você também fez uma cirurgia ou está em processo, em tratamento ou apenas com algum pequeno sintoma, gostaria de ter pensado que este livro o ajudou de alguma forma, desejando-lhe uma recuperação rápida e positiva para que a "Porra de Próstata" facilite ao máximo para você.

oooOooo

Glossário de termos

Neste livro "Porra de Próstata": uma história real, utilizou-se o mínimo de termos técnicos para que não seja necessário consultar qualquer outra fonte.

Se algum termo técnico foi utilizado foi em poucas ocasiões ou utilizando palavras como o dia-a-dia possível, não entanto, uma pequena lista de termos relacionados a esta condição e esta operação está anexada neste livro e que podem ser termos que possam surgir em consultas com o urologista, equipe médica, fisioterapeuta, etc.

Nenhuma referência, página da web, livro de referência, etc. foram incluídos bem, exceto pelo que está descrito neste glossário, o restante da informação foi construída pelo autor com a história real vivida nestes últimos anos.

oooOooo

Conceito	Descrição
Assoalho pélvico	Músculos que, nos homens, sustentam a bexiga, próstata, uretra, reto, etc.
Bexiga	Órgão em forma de bolsa que coleta a urina dos rins.
Diurético	Medicamento que ajuda a eliminar a água.
Epidural	Um anestésico administrado por injeção nas costas que adormece a metade inferior do corpo.
Ejaculação retrógrada	Ejaculação que vai para a bexiga em vez de sair pelo pênis. O sêmen é posteriormente eliminado com a urina.
Fluxometría	Técnica realizada pelo urologista para medir o fluxo e a força ao urinar, bem como o enchimento e esvaziamento da bexiga.
HPB	Sigla para Hiperplasia Prostática Benigna, ou seja, o crescimento não canceroso da próstata.
Hiperplasia	Aumento anormal no tamanho de um órgão ou glândula, neste caso a próstata.
Laser Verde	Cirurgia de próstata realizada através da uretra usando uma fibra óptica, guiada por uma câmera, que vaporiza o tecido prostático que pressiona excessivamente a uretra.
Miccional	Relativo ao processo pelo qual a bexiga elimina a urina do seu interior.

Conceito	Descrição
Próstata	Glândula do sistema reprodutor masculino responsável pelo controle da ejaculação, pela produção do líquido que transporta o sêmen, etc.
Prostatite	Inflamação da próstata que produz vários sintomas.
PSA	Substância produzida pela próstata e usada como indicador de problemas na mesma.
Reserva de sangue	Sangue que o hospital reserva para uma operação e que é compatível com o do paciente.
Sonda	Tubo de látex ou silicone que, inserido na uretra, permite a saída da urina.
Toque rectal	Exame médico realizado pelo urologista, através do ânus, para detectar problemas na próstata.
Uretra	Tubo natural que permite a saída da urina para o exterior através do pênis.
Urologista	Especialista no tratamento de doenças do aparelho urinário, rins e peritônio em ambos os sexos e do aparelho reprodutor masculino.
Vaporização	Técnica que remove a área indesejada da próstata usando um laser.
Via	Tubo macio e flexível que é inserido em uma veia para que os medicamentos possam ser administrados.

oooOooo

Mais informação

Você pode encontrar mais informações sobre este livro ou outros títulos deste autor no seguinte blog:

gregochenlo.blogspot.com

Se você gostou deste livro, agradeço as cinco estrelas e m www.amazon.pt ou em www.amazon.com.br Isso sem dúvida me ajudará muito a continuar melhorando meus livros e também pode ajudar outros leitores a localizá-lo mais facilmente e conhecê-lo com mais detalhes.

Muito obrigado novamente.

oooOooo

Porra de Próstata: uma historia real

Notas (v1):

www.ingramcontent.com/pod-product-compliance
Lightning Source LLC
Chambersburg PA
CBHW050257220526
45465CB00002B/722